AF451782

L'ACCOUCHEMENT

L'ACCOUCHEMENT

par

Le Dr HAYÈS

—

PREMIÈRE PARTIE

—

Prix : **25** centimes

PARIS

LIBRAIRIE DES PUBLICATIONS MODERNES

18, rue Montmartre, 18

—

1891

L'ACCOUCHEMENT

CHAPITRE I

Généralités

On peut diviser la vie de la femme en trois périodes.

La première comprend le temps qui s'écoule depuis la naissance jusqu'à la menstruation.

La seconde, l'espace compris entre la menstruation et la suppression des règles.

La troisième, celui qui existe entre la ménopause et la mort.

La deuxième période, consacrée à la procréation, est la seule qui intéresse au point de vue de l'accouchement.

Elle se divise en trois états différents, qui sont : le repos, la menstruation et la puerpéralité. Ce dernier état est le plus intéressant de la période génitale, et la grossesse est la première étape de la puerpéralité.

Avant d'étudier la grossesse, nous devons nous occuper de la menstruation et de la fécondation, qui en sont les préliminaires.

La menstruation, vulgairement désignée sous le nom de règles, se compose de deux phénomènes : l'ovulation et l'écoulement sanguin.

L'ovulation est la mise en liberté, par l'ovaire, d'une cellule importante, que l'on nomme *ovule*.

Si l'on divise un ovaire en deux parties, on le trouve composé 1° d'une portion bulbeuse, rougeâtre, contenant des veines, des artères et des filets nerveux;

2º d'une mince enveloppe qui ne mesure guère qu'un millimètre d'épaisseur.

Cette deuxième portion, si peu importante, à en juger par sa faible épaisseur, est cependant la partie fondamentale de l'ovaire. C'est elle, en effet, qui contient les vésicules de de Graaf, qui elles-mêmes, renferment l'*ovule*.

L'ovule est une cellule primitive qui, par son développement, donnera naissance à l'embryon. C'est l'élément primordial femelle, de même que le spermatozoïde est l'élément primordial mâle.

L'ovule ou œuf, se compose : 1º d'une matière granuleuse, jaune, appelée *vitellus*; 2º d'un noyau auquel on donne le nom de *vésicule germinative*.

Dans ce noyau, on aperçoit une tache que l'on nomme *tache germinative*.

Le tout est renfermé dans une enveloppe appelée *membrane vitelline*.

Cet œuf est donc emprisonné dans la vésicule de de Graf, qui se compose d'une foule de cellules très tendres, renfermées dans une enveloppe commune.

Chaque vésicule contient **un ovule, et** chaque ovaire contient environ 300,000 vésicules.

Chaque femme possède donc près de 600,000 ovules, et si tous ces ovules étaient fécondés, trois femmes suffiraient à la population de Paris, en supposant 1,800,000 habitants. Un seul ovaire pourrait peupler une ville comme Marseille (300,000 habitants).

Nous verrons maintenant comment l'ovule sortira de ce cantonnement. C'est là le phénomène de la *ponte*. Les cellules se mettent à sécréter, de sorte qu'il se forme à l'intérieur de la vésicule de de Graaf, une cavité remplie de liquide, la vésicule grossit donc graduellement et très notablement; d'abord, elle devient ovalaire de ronde qu'elle était avant le travail de prolifération : la petite extrémité se trouve située vers la surface libre de l'ovaire, et quand la distension devient trop considérable, la vésicule éclate, et l'ovule est projeté au dehors ; de là, il se dirige vers le pavillon de la trompe pour arriver à l'utérus.

Cette rupture de l'ovaire est préparée par la modification dont nous avons parlé, mais elle est provoquée par la congestion de l'ovaire, sous l'influence de la menstruation et du coït.

A partir de cet instant, la vésicule de de Graaf, n'a plus d'utilité, elle se plisse sur elle-même, et devient ce que l'on nomme *corps jaune*, qui disparaît rapidement.

Il y a deux sortes de corps jaunes : ceux de la gestation et ceux de la menstruation. Ceux de la gestation persistent plus longtemps, et ne disparaissent qu'après l'accouchement.

La vie génitale dure en moyenne environ trente ans. Elle commence en France vers l'âge de 15 ans, pour finir vers 45 ans.

Il y a des menstruations précoces, mais ce sont de véritables monstruosités physiologiques; par exemplé, cette enfant dont les parties génitales et les aisselles se couvrirent de poils dès l'âge de trois mois, et chez laquelle les règles apparurent à sept mois.

L'écoulement sanguin peut au contraire persister bien au-delà de l'époque habituelle de la ménopause.

Cornélie, mère des Gracques, fut réglée jusqu'à 76 ans, et accoucha à cet âge.

On a observé des règles jusqu'à 99 ans.

On cite un autre cas, où les règles ont persisté jusqu'à l'âge de cent trois ans. .(Auvard).

Entre ces chiffres extrêmes, on peut noter tous les intermédiaires.

La durée des règles varie entre trois et six jours. On voit des femmes chez lesquelles elles durent dix et douze jours, mais l'exception est rare.

La quantité de sang ne doit pas être inférieure à 50 grammes, mais on doit regarder comme pathologique, une quantité supérieure à 500 grammes.

C'est ordinairement au niveau des trompes et du corps de l'utérus, que ce sang prend sa source, et ce n'est que dans les cas pathologiques, *déviation des règles*, que le sang vient du nez, de la bouche, de l'intestin, etc.

A chaque menstruation, la muqueuse utérine se plisse sur elle-même, et ses replis sont propices à l'implantation de l'œuf fécondé, qui vient s'y greffer, pour continuer son développement.

Enfin, l'ovulation est le phénomène essentiel de la menstruation, et l'écoulement sanguin en est l'élément accessoire. L'un assure la fécondation, l'autre la prépare. Leur union place la femme dans les conditions les plus favorables à la conception.

Conception et fécondation sont presque synonymes, à part cette différence, que la fécondation indique plutôt l'union de deux éléments procréateurs, et que la conception s'applique plus volontiers à l'état de la femme qui vient d'être fécondée.

Ce n'est qu'à la suite de la découverte de l'ovule, en 1827, qu'on attribua un rôle à peu près égal à l'élément *mâle ou spermatozoïde,* et à l'élément *femelle ou ovule.* C'est en effet la rencontre, la fusion de ces deux éléments, *de ces deux cellules mâle et femelle,* qui est la source du nouvel être, véritable *mariage cellulaire,* qui résulte de l'union de deux individus de sexe différent.

Nous connaissons parfaitement l'ovule, il nous reste à parler du spermatozoïde.

Le spermatozoïde se compose : 1º d'une tête ovale de cinq millièmes de millimètre ; 2º d'une petite tige ou corps du spermatozoïde, de la même longueur que la tête ; 3º d'une queue qui va en s'amincissant, et dont la longueur est de quarante-cinq millièmes de millimètre. On le considère comme une cellule de forme un peu particulière, et non comme un animalcule.

Les spermatozoïdes circulent avec une vitesse assez grande. Ces déplacements sont dus aux mouvements de la queue, mouvements en tire-bouchon. Mais, ces mouvements cessent tout à coup dans un milieu acide, par exemple, si une femme est atteinte d'endométrite, la sécrétion de l'utérus devenant acide, les mouvements cessent. Le spermatozoïde, au niveau de la vésicule séminale où il séjourne plus ou moins, ne possède pas de mouvements. Il n'acquiert ce pouvoir qu'au moment de l'éjaculation, quand le sperme est mélangé au liquide de la prostate.

Maintenant que nous connaissons le mâle et la femelle, le spermatozoïde et l'ovule, voyons où ils se rencontrent et comment ils peuvent se rendre au-devant l'un de l'autre, pour arriver au tiers externe de la trompe.

Occupons-nous d'abord du voyage du

spermatozoïde, que nous prenons à l'entrée de l'utérus. Quatre théories rendent assez bien compte de l'ascension du sperme.

1º La capillarité que l'on ne peut pas repousser.

2º La théorie des cils vibratiles, qui peuvent assurément favoriser la progression du sperme.

3º L'aspiration exercée par l'organe, grâce à laquelle l'utérus avalerait pour ainsi dire le sperme. Mauriceau, dans son *traité des maladies des femmes grosses*, exprime une idée semblable, en parlant des signes qui peuvent faire supposer à la femme qu'elle a conçu : « La femme, dit-il, reconnaîtra avoir retenu la semence, *si après le coït, elle ne sent rien s'écouler de la matrice qui se resserre aussitôt, et si la verge de l'homme en est retirée moins baveuse et plus sèche qu'à l'ordinaire.* »

4º Enfin la théorie spermatique qui considère les mouvements des spermatozoïdes comme suffisants pour leur migration.

Toutes ces théories ont leur part de vérité, mais aucune ne doit être admise de préférence.

Quant au voyage de l'ovule, on se trouve en présence de cinq théories.

1º La théorie de l'emboîtement selon laquelle, pendant les règles, le pavillon de la trompe viendrait s'appliquer sur l'ovaire et cueillir ainsi l'ovule à sa sortie.

2º La 2º théorie est celle de la projection. L'éclatement de la vésicule de de Graaf serait le coup de feu qui lancerait l'ovule dans le pavillon.

3º On a supposé que le ligament de la trompe creusé en gouttière sur sa face supérieure était le vrai chemin tracé par le passage de l'ovule.

4º La 4º théorie est celle de la migration au hasard. Une fois l'ovule mis en liberté, s'il lui plaît de se rendre vers la trompe, c'est très bien, il y aura dans ce cas fécondation. Si ce n'est pas son bon plaisir, il va se résorber dans le péritoine qui deviendrait, pour ces auteurs, le tombeau des ovules inutiles.

5° La 5e théorie est la plus séduisante. Au moment des règles, il se forme autour de l'ovaire un véritable lac de sang et de sérosité dans lequel flotte l'ovule comme une épave qui se trouve entraînée dans l'utérus. On pourrait objecter que l'on ne comprend plus alors comment le spermatozoïde peut aller en sens contraire du courant qui apporte l'ovaire ? A cela, il suffit de répondre qu'en général le sperme est déposé dans l'organe de la femme avant ou après les règles et que, par conséquent, le spermatozoïde est exempt de lutter contre le torrent.

Il est vrai que certains coïts ne sont fécondants que pendant les règles, témoin Catherine de Médicis qu'Henri II ne put rendre enceinte qu'à ce moment, mais ces cas sont très exceptionnels. —

Nous venons de faire un grand pas, l'ovule et le spermatozoïde se sont rencontrés, la fécondation est faite et la grossesse commence (Dr Auvard).

Avant d'aborder l'étude de la grossesse, il convient de parler des obstacles qui empêchent la fécondation, c'est-à-dire de la stérilité et de ses causes. Nous dirons aussi quelques mots au sujet de la fécondation artificielle.

Stérilité. — C'est l'impossibilité d'avoir des enfants. Il est bon de ne pas confondre avec impuissance ou impossibilité d'accomplir le coït.

Causes. — D'après le professeur Pajot, la stérilité tient à l'homme 7 fois sur 80 seulement ; c'est donc le plus souvent à la femme qu'il faut s'en prendre.

Deux cas peuvent se présenter :

1° La semence est mauvaise.

2° Il y a des obstacles à la rencontre de l'ovule et du spermatozoïde.

A. La semence est mauvaise. — L'absence des spermatozoïdes s'observe chez les gens qui n'ont pas de testicules ou quand les testicules sont atrophiés par la maladie : la syphilis, l'orchite double, la sclérose à la suite d'un hydrocèle ou par l'âge.

Le début de la virilité a lieu d'une façon très variable. Klose cite le cas d'un garçon de 9 ans qui semble réellement avoir été père. Quant aux cas de 8, 7 et 3 ans, il n'y a rien de sérieux.

La fin de la virilité est aussi très variable et dépend des habitudes. Certains vieillards conservent des spermatozoïdes dans les proportions suivantes :

De 60 à 80 ans, la moitié.
De 80 à 90, le quart.
Après 90, zéro.

B. L'ovulation n'a plus lieu, soit définitivement par l'absence, l'atrophie ou la dégénérescence des ovaires, soit temporairement pour cause d'inflammation, de phtisie, d'intoxication, etc. Il y a obstacle à l'imprégnation, le coït est possible, mais le spermatozoïde rencontrant un mur infranchissable, un obstacle mécanique dû à la déviation ou à la compression dans le cas d'antéflexion de la matrice, par exemple, dans les cas de polypes ou de tumeurs quelconques. L'acidité du pus ou des sécrétions est encore un obstacle à la fécondation, puisque le spermatozoïde ne peut vivre que dans un milieu alcalin.

Dans le cas où la semence est mauvaise, tout traitement échoue en général.

Quand il existe un obstacle, on peut faire disparaître cet obstacle en faisant arriver artificiellement le sperme à l'ovule, mais tout d'abord il convient de rechercher la cause de cet obstacle. Il faut s'enquérir de la constitution et de la conformation de la femme, de la manière dont l'acte génital s'accomplit, on s'enquerra des règles et l'on explorera les ovaires, le vagin, le col de l'utérus et l'utérus lui-même. On examinera entre deux lames de verre le sperme qu'on aura fait recueillir après le coït. Si le sperme contient des spermatozoïdes, on pourra tenter la *fécondation artificielle*.

Le principe consiste à introduire le sperme dans l'utérus. Il faut pour cela que le coït ait lieu peu de temps avant l'arrivée du médecin. On recueille le sperme dans le vagin. On se sert d'une seringue à laquelle on ajoute une sonde en forme d'hystéromètre. Enfin, le médecin procède ouvertement à l'opération en présence du mari et d'un ou deux confrères. Inutile d'ajouter que tous les instruments doivent être passés à l'eau bouillante.

CHAPITRE II

De la grossesse

Modifications de l'organisme pendant la grossesse

A partir du moment où l'œuf fécondé est descendu dans l'utérus, il n'y a peut-être pas une seule fibre, une seule goutte de liquide chez la femme, qui n'éprouve des modifications. C'est une transformation complète.

Système nerveux. — La sensibilité est accrue, il y a une impressionnabilité plus grande. Les femmes éprouvent des malaises, des faiblesses, des envies irrésistibles de dormir et des envies spéciales de posséder certains objets. Elles détestent parfois la personne qu'elles aimaient le mieux. L'intelligence semble s'accroître. Certaines femmes se trouvent, pendant ce temps, sous l'empire de préoccupations telles, que des intelligences obtuses deviennent ordinaires pendant le temps de la grossesse.

Appareil circulatoire. — Les modifications de la grossesse atteignent le contenant et le contenu, les vaisseaux et le sang. Le sang est modifié dans sa masse et cette masse est augmentée. En quelques jours, une jeune fille mince devient énorme, elle ressent des bouffées de chaleur (signes de plénitude de la circulation). Cette plénitude cause l'issue d'un surcroît de sérosité qui imbibe tous les tissus; les traits du visage s'épaississent, les membres deviennent plus gros. Le poids du corps augmente dans les trois derniers mois sous l'influence de cette plénitude généralisée, de l'infiltration des liquides et surtout du développement de l'œuf et de la substance de l'utérus, ainsi que de la substance d'autres viscères comme le cœur.

L'augmentation est de 11 livres et est ainsi établie :

5 livres pour le 7e mois;
3   —   8e   —
3   —   9e   —

La qualité du sang change aussi : L'eau et les globules blancs augmentent et les globules rouges diminuent. Une grande partie des éléments solides est détournée au profit du fœtus.

Le cœur d'une femme enceinte s'hypertrophie énormément ; il pèse un cinquième de plus que le cœur normal. L'hypertrophie porte sur le ventricule gauche, et il y a en même temps un peu de dilatation. Cette hypertrophie, n'est bien entendu, que temporaire. Si le médecin ausculte la femme enceinte, son oreille distingue parfaitement un bruit de souffle, considéré comme souffle anémique, et qui semble dû aux modifications du sang.

Le pouls est plus dur, plus développé, plus fréquent, les capillaires se dilatent, et si la femme présente quelque tumeur érectile, cette tumeur accroîtra rapidement. — Les veines aussi se développent énormément, surtout celles du membre inférieur, laissant de côté bien entendu celles de l'utérus et des mamelles qui viennent en première ligne. On trouve, en effet, des hémorrhoïdes à l'anus, des varices à la face interne des grandes lèvres, sur les cuisses et les mollets. Ces varices sont dues à la tension extraordinaire du sang. Il ne faut donc pas donner le premier rang à la constipation, ni à la compression des veines du bassin par l'utérus développé par la production de ces varices qu'on aperçoit souvent dès le premier mois de la grossesse.

Appareil respiratoire. — Lorsque la grossesse est un peu avancée, la respiration est gênée, les mouvements d'inspiration sont moins complets et plus fréquents, le moindre effort, la marche, l'ascension d'un escalier déterminent de la dyspnée. Ces phénomènes sont dus à deux ordres de causes : mécaniques ou chimiques.

Les phénomènes mécaniques consistent dans une diminution de la capacité de la poitrine.

Le diamètre vertical diminue par refoulement du diaphragme. Quant aux deux autres diamètres, il est vrai que la circonférence de la base du thorax augmente dans les derniers mois, mais cette augmentation ne porte que sur le diamètre transverse, et le diamètre antéro-postérieur diminue au contraire. On l'explique parce que le diaphragme étant repoussé en haut, tire sur ses insertions centrales ; le rebord costal cède en son point le plus faible, celui qui est cartilagineux, près du sternum ; de cette traction en arrière résulte sur les côtés une courbure plus grande des côtes, l'effet est le même que celui qu'on obtiendrait par des pressions portant d'avant en arrière sur la poitrine. Il se passe aussi des phénomènes chimiques, car cette femme qui en apparence respire si mal, vicie cependant une énorme quantité d'air.

Pendant toute la grossesse comme après la ménopause, l'exhalation d'acide carbonique augmente.

Appareil digestif. — D'après Pajot, les fonctions digestives sont excitées, diminuées ou perverties. La constipation est ordinaire et accompagnée d'un peu de diarrhée par accumulation de temps en temps. On l'attribue à la compression par l'utérus gravide. Cette constipation peut tromper une sage-femme inexpérimentée, qui par le toucher peut croire à la présence d'une partie fœtale ou à un cancer, tandis qu'on a affaire seulement à une collection de scybales.

Appareil urinaire. — Nous avons à examiner successivement les organes et l'urine :

1° Les veines sont comprimées par l'utérus, d'où congestion des reins et quelquefois albuminurie tenant uniquement à la grossesse ;

2° La vessie et l'urètre se trouvent aussi comprimés.

La compression de la vessie produira des envies fréquentes d'uriner, et finalement de la cystite avec dysurie et quelquefois hématurie.

La compression du canal pourra amener la rétention d'urine, ce qui portera à pratiquer le cathétérisme, mais ces organes sont déplacés, la vessie ne trouvant plus de place dans l'excavation, a dû monter au-dessus du détroit supérieur ; dans cette ascension elle a en-

traîné le canal de l'urètre, le méat s
cache derrière la symphise, il est er
même temps tuméfié et le cathétérism
est rendu très difficile.

L'urine est modifiée, et sa compositio
varie comme celle du sang, c'est-à-dir
que l'eau augmente; il en est de mêm
des chlorures, parce que ces chlorures s
dissolvent facilement dans l'eau. Tou
les matériaux solides diminuent et von
contribuer à la formation des tissus d
fœtus, qui ne laisse rien perdre des élé
ments qui autrefois étaient rejetés pa
cette voie (sulfates, phosphates, créa
tine, etc.).

Deux mots en passant sur ce qu'o
appelle la kyestéine, principe que l'on
affirmé pouvoir dénoter la grossesse, c
qui est absolument faux, puisque l'o
peut la retrouver en dehors de la gros
sesse, même dans l'urine de l'homme
que l'on abandonne au repos pendar
trente heures. Elle se présente sous l
forme d'une pellicule irisée.

Glycose. — La glycosurie appartient aux nourrices qui n'ont pas l'emploi suffisant de leur lait. C'est donc un phénomène de lactation et non de grossesse.

Système cutané. — Deux ordres de phénomènes se manifestent sur la peau : la *pigmentation* et la *distension*.

Pigmentation. — On voit apparaître sur la figure de la femme des taches brunes sur le front, les joues et le menton, taches s'arrêtant à la limite des cheveux, de telle façon qu'on dirait que l'ombre portée par eux a suffi à les arrêter. Voici en quoi consiste le masque de grossesse contre lequel on a proposé bien des médications. Le plus souvent il disparaît, sans traitement, après l'accouchement. C'est donc inutile d'user de ce procédé plus ou moins propre qu'emploient certaines femmes et qui consiste à se débarbouiller avec le placenta.

Sur les seins il y a de la pigmentation, nous en parlerons plus loin.

Sur la paroi abdominale on voit une *raie brune,* comme tirée au pinceau et partant de la symphise pubienne à l'appendice xyphoïde. Elle varie avec le teint de la femme ; elle manque chez les blondes et les rousses.

Chez les femmes brunes, le ventre et le haut des cuisses est pigmenté et parfois parsemé de taches blanches rappelant l'aréole mouchetée. On en trouve aussi sur la face cutanée des grandes lèvres. Si la femme a des cicatrices, elles deviennent brunes.

Distension. — Elle varie avec l'attitude de la femme.

Mensuration sur une femme à terme de l'espace compris entre la symphise pubienne et l'appendice xyphoïde :

Dans le décubitus dorsal : 40 centimètres.

Dans la station verticale : 47 centimètres.

Du côté de la peau on remarque des

vergetures, qui sont des éraillures par distension excessive : la peau a craqué. Elles sont situées à des profondeurs variables et surtout dans la région sous-ombilicale et situées en cet endroit en zones concentriques autour d'un point qui serait placé à 3 ou 5 centimètres au-dessous de l'ombilic.

Les vergetures mammaires sont situées autour du mamelon.

Aux cuisses elles sont verticales et rectilignes ; on en voit parfois une série transversalement placée en avant à la base du creux épigastrique.

Elles sont inaperçues pendant la moitié de la gestation et deviennent très marquées du septième au huitième mois.

A chaque grossesse il s'en ajoute quelques nouvelles.

Elles peuvent exister en dehors de cet état dans l'ascite, l'anasarque, les kystes ovariques et d'autres tumeurs abdominales.

Les aponévroses de la ligne blanche s'allongent et s'amincissent ; il en résulte une véritable éventration. Esbach a signalé la diminution de l'épaisseur des ongles. Ceci est peu important, mais indique bien que les matériaux calcaires ont diminué dans le sang.

Système osseux. — Nous avons d'abord à noter l'incurvation de la colonne vertébrale. La femme, pour compenser le poids de l'utérus en avant porte les épaules en arrière, d'où ensellure lombaire qui avec le ramollissement des articulations donne une démarche spéciale à la femme enceinte.

Les modifications de la symphise pubienne portent sur les fibro-cartilages et sur les ligaments, d'où il résulte un écartement des surfaces osseuses et leur mobilité. — Pour constater cette mobilité, le médecin se place au-devant de la femme qu'il examine, et mettant un doigt dans le vagin et en appuyant ce doigt en arrière de la symphyse pubienne, il commande à la femme de marcher, on sent alors le glissement d'un os iliaque sur l'autre.

Cette mobilité de la symphyse pubienne ne peut procurer aucun agrandissement utile du diamètre du bassin pendant l'accouchement, mais il n'en est pas de même de la mobilité des articulations du sacrum avec les os iliaques et surtout du sacrum avec le coccyx. Grâce à elles, lorsque la tête passera au détroit inférieur, le sacrum pourra être repoussé légèrement en arrière et le coccyx subira une rétropulsion considérable, grâce à laquelle le diamètre coccypubien pourra gagner plusieurs centimètres.

Ostéophytes. — Certains auteurs ont trouvé des ostéophytes attribués aux femmes enceintes et situés entre la dure-mère et la table interne des os du crâne. Mais on en a rencontré souvent chez les phtisiques. Ces productions osseuses ne paraissent donc pas spéciales à la grossesse.

Modifications des mamelles. — Dès le début le gonflement existe, il y a de la lourdeur, des élancements, des bosselures et des nodosités. Ce gonflement disparaît souvent vers le quatrième ou cinquième mois de la grossesse pour reparaître à la fin. Les mamelles peuvent même rester flasques jusqu'après l'accouchement (mauvaises nourrices).

Le mamelon est plus gros, plus sensible, érectile.

L'aréole vraie présente trois faits remarquables : sa coloration, son boursoufflement, ses tubercules.

Coloration. — La coloration est rose-tendre chez les blondes et les rousses, brune chez les brunes. Elle débute peu de temps après la fécondation et est le plus souvent définitivement acquise.

Le boursoufflement consiste en une saillie comme un verre de montre.

Les tubercules, autrefois admis comme glandes sébacées, sont reconnus aujourd'hui pour des glandes mammaires rudimentaires.

Ils s'hypertrophient d'abord dès le début et diminuent sans disparaître quand les femmes ne nourrissent plus.

Il se produit enfin une aréole secondaire ou aréole tachetée, mouchetée, tigrée. Le pigment s'est déposé dans la peau voisine à partir de la circonférence de l'aréole vraie. Çà et là on aperçoit une tache blanche et au centre un petit point qui est l'orifice d'une glande sébacée.

Modifications du vagin, de la vulve et du périnée. — Le vagin tiré en haut s'allonge un peu dès le quatrième mois. Dans les derniers temps la partie fœtale descend, il s'affaisse et s'écrase à la partie supérieure au point de la coiffer. C'est ainsi que se forme un pli vaginal en forme de couronne à 3 ou 4 centimètres du museau de tanche.

Les fibres musculaires s'hypertrophient. Le système vasculaire se développe considérablement, et le doigt peut percevoir des pulsations isochromes au pouls de la mère, c'est ce qu'on nomme le pouls vaginal. Sa coloration violacée est due aux capillaires. La compression produit des varices. Sur la muqueuse on constate de la vaginite granuleuse due aux flueurs blanches et qui donne au doigt la sensation de râpe.

La vulve est plus humide et plus souple, la peau présente une pigmentation noire, et la muqueuse prend une couleur violacée dite bas d'évêque.

Le périnée s'hypertrophie aussi, les veines sont dilatées, il s'y produit de l'œdème et de la pigmentation. La souplesse est accrue.

CHAPITRE III

Signes de la grossesse et valeur de ces signes

Ne pas confondre les signes de la grossesse avec ceux de certaines maladies.

Les signes de la grossesse sont nombreux mais sont éloignés de posséder la la même valeur. — Certaines femmes disent reconnaître un coït fécondant à une sensation voluptueuse particulière, on ne saurait attacher à ce signe une bien grande importance.

On constate, dans le cours du premier

mois le gonflement des seins et des picotements, des envies de vomir, des crachotements, des douleurs de dents sans qu'il existe de carie dentaire et souvent une tendance aux syncopes.

Dans le courant du deuxième mois la suppression des règles, des vomissements de glaires, même de bile le matin au saut du lit.

On constate **au toucher** un léger ramollissement du museau de tanche, un certain redressement du col de l'utérus, un changement de caractère; enfin, c'est à cette époque que survient d'ordinaire le dégoût des aliments.

Dans le troisième mois, les signes précédents persistent, et l'on constate en plus que la matrice est immobile et remplit déjà l'excavation. Le col de cet organe s'épaissit et, de pointu qu'il est chez la primipare, il devient cylindrique. Chez la femme qui a déjà accouché il reste cylindrique, mais il s'élargit.

L'orifice externe du col cesse chez la

primipare d'être une fente transversale et linéaire, il devient ovale tout en ne s'ouvrant pas. Chez la multipare il s'ouvre légèrement et peut déjà recevoir la pulpe du doigt.

Dans le quatrième mois, on constate l'augmentation de volume des seins et le boursoufflement des aréoles mammaires. On voit en même temps apparaître sur ces aréoles douze à vingt tubercules saillants (tubercules de Montgomery). On éprouve alors une difficulté à atteindre avec le doigt le col de l'utérus et en touchant la base de ce col on sent les battements artériels découverts par le Dr Osiander. On le nomme pour ce motif : pouls d'Osiander. A la fin de ce quatrième mois le fond de l'utérus est à quatre travers de doigt au-dessus du pubis.

Dans le cinquième mois apparaissent les signes de certitude de la grossesse, et ceux du quatrième s'accentuent.

C'est en effet à cette époque que l'on

sent les mouvements du fœtus, le ballottement. On entend aussi les battements du cœur du fœtus.

Il n'y a plus de doute alors sur la réalité de la grossesse. Enfin, à la fin de ce mois, le fond de l'utérus arrive à un travers de doigt au-dessous de l'ombilic.

Pendant le sixième mois on constate les mêmes signes, mais en plus on voit apparaître la ligne brune ventrale, les taches sur la figure (masque de la grossesse). — Les troubles digestifs cessent complètement, l'appétit devient parfois vorace et la femme jouit d'une excellente santé.

Le fond de l'utérus se trouve alors à un centimètre au-dessus de l'ombilic.

Le col chez la multipare est assez ouvert pour recevoir la phalangette de l'index.

Dans le cours du septième mois les vergetures font leur apparition.

La ligne brune est plus accentuée et le fond de l'utérus arrive à trois travers de doigt au-dessus de l'ombilic et oblique très sensiblement à droite et en avant.

Dans le huitième mois on constate les mêmes signes que dans le septième, mais le battement disparaît parce que le liquide de l'anmios est en trop faible quantité par rapport au volume du fœtus qui ne peut plus ballotter facilement.

Le fond de l'utérus est à cinq travers de doigt au-dessus de l'ombilic, le col est mou et chez la femme multipare le doigt peut pénétrer jusqu'à l'orifice interne qui est lui-même entr'ouvert.

Dans les vingt premiers jours du neuvième mois les mêmes signes persistent, mais l'utérus remplit tout l'épigastre et le col est tout à fait mou, et chez la primipare comme chez la multipare le col est entièrement ouvert, mais il est encore dans toute sa longueur.

Ce n'est que dans les huitième ou dixième derniers jours, alors que le ventre est tombé, que le col s'efface.

Quand la tête du fœtus est engagée

dans le détroit supérieur, le ventre étant tombé pour ce motif, la femme se trouve plus à l'aise pour respirer, mais en revanche elle est plus gênée pour la marche; puis, elle a des envies fréquentes d'uriner, des coliques et des douleurs de reins.

Ces derniers symptômes joints à de l'agitation, de l'anxiété et des glaires insolites annoncent ordinairement que le moment de l'accouchement approche. (Pénard).

Valeur des signes. — Après cette énumération des signes de grossesse, si nous voulons choisir ceux qui méritent le plus de confiance, nous pourrons avec les anciens les classer en signes :

1º de présomption;
2º de probabilité.
3º de certitude.

Signes de présomption. — Nous

n'avons qu'à prendre tout ce qui est d'origine maternelle, pigmentation, modification du col, etc...., aucun n'a de valeur isolément, leur réunion seule en acquiert, à moins qu'ils ne soient extrêmement nets et tranchés. Ce n'est guère que dans la première moitié de la grossesse, et spécialement dans le premièr trimestre que l'on est obligé de se contenter de ceux-là faute d'en posséder d'autres.

Signes de probabilité. — Ils consistent dans le palper médiat des parties fœtales et à palper est quelquefois si net qu'on pourrait supprimer cette clause intermédiaire et dire :

Tous les signes matériels sont des signes de présomption et tous les signes fœtaux sont des signes de certitude.

Signes de certitude. — Deux signes permettent d'affirmer la grossesse :

1º Le ballottement, soit abdominal,

soit vaginal, produit par une tumeur dure possédant le volume d'une tête de fœtus et mobile dans la matrice ;

2º Le toucher direct à travers le col entr'ouvert, soit d'une partie fœtale, soit des membranes.

Enfin, deux autres signes permettent d'affirmer la vie du fœtus :

1º Les battements du cœur entendus à l'auscultation ;

2º Les mouvements fœtaux ; qu'ils soient perçus par le palper ou par l'auscultation (choc).

Il est des états qui simulent la grossesse et où l'on rencontre un bon nombre de ces signes.

On peut donc croire à une grossesse qui n'existe pas ou méconnaître une grossesse qui existe.

Deux phénomènes entre autres amènent les femmes à consulter sur l'éventualité d'une grossesse :

1º Le développement du ventre ;

2º L'absence des règles.

Le développement du ventre peut être occasionné : 1º Par des maladies de l'utérus; 2º par des états indépendants de l'utérus.

Maladies de l'utérus. — Nous ne parlerons pas de la congestion de l'utérus qui est un début de métrite. La métrite chronique est, dans certains cas, cause d'erreur parce que les règles manquent, l'utérus augmente de volume et il y a eu même des vomissements. Dans ces cas difficiles voici ce qui met sur la voie du diagnostic. Dans la métrite on a sous le doigt, la sensation du tissu induré, parfois œdématié et la pression est douloureuse, tandis que dans le cas de grossesse on a la sensation de caoutchouc et l'organe n'est pas douloureux à la pression.

Les tumeurs que l'on nomme fibromes peuvent ainsi être confondues avec la grossesse d'autant plus que le col s'efface, que par la compression qu'ils exercent ils déterminent un bruit de souffle et qu'ils provoquent des réflexes stomacaux et mammaires analogues à ceux de la grossesse. On a même pu prendre un gros corps fibreux engagé dans l'excavation, pour une partie fœtale.

Cependant il existe deux caractères spéciaux pour différencier ces cas difficiles, ce sont : 1° les métrorrhagies fréquentes qui se produisent dans le cas de fibromes, ainsi que les bosselures qu'on rencontre si le fibrome se trouve placé sous le péritoine.

Malgré tout ce que nous venons de dire, si on affirme le corps fibreux, on ne peut pas encore nier absolument la grossesse, car ils peuvent très bien coïncider.

Il y a enfin des états morbides de l'abdomen complètement indépendants de l'utérus et qui peuvent faire croire à une grossesse. Heureusement tous ces états ont des signes distinctifs communs :

1° Le corps de l'utérus reste alors de

volume et de consistance normales;

2º Le col n'est pas modifié.

3º On ne trouve ni pigmentation **ni** modifications mammaires.

Les gaz causent la tympanite hystérique : ce gonflement du ventre tombe sous le chloroforme.

Nous pouvons rapprocher de ce développement gazeux ce qu'on a appelé la *grossesse nerveuse*. Elle consiste dans une monomanie telle que les femmes éprouvent toutes les sensations de la grossesse. On les rencontre chez les hystériques, chez des femmes tout près de la ménopause, si surtout quelque développement abdominal (graisse, tumeur) peut encourager les espérances. Chez ces femmes on rencontre les phénomènes mammaires, digestifs et menstruels, même les mouvements dans le bas-ventre qui sont dûs à des borborygmes ou à des contractions musculaires des parois abdominales.

Mais, chose plus curieuse, il survient

chez ces mêmes femmes une espèce de travail d'enfantement au terme et souvent accompagné d'un peu de sang et de mucosités.

La diathèse adipeuse peut faire croire à la grossesse, elle trompe les femmes qui désirent avoir des enfants, d'autant plus facilement qu'en même temps que la paroi de leur ventre se remplit de graisse, il survient des troubles de la menstruation. Il y a encore pour ce cas des signes distinctifs qui consistent dans le petit volume de la matrice, dans l'absence de modifications du col, et dans des écoulements sanguins qui surviennent de temps en temps.

La suppression brusque des règles après un premier coït suffit bien souvent pour adresser au médecin des femmes chez lesquelles surgit de suite l'idée d'une grossesse. Or, cette suppression peut tenir à la chlorose, à la phtisie; elle se voit aussi dans certaines métrites, certains kystes ovariques et même sous la seule influence des premières approches conjugales.

Durée et terme de la grossesse

La durée est l'intervalle qui s'écoule depuis le moment de la fécondation jusqu'à l'accouchement. Or, on ne sait jamais le moment de la fécondation, même quand on connaît la date du coït, car il peut s'écouler de 1 à 15 jours entre le dépôt du sperme et l'imprégnation de l'ovule. On cherche donc seulement à obtenir un renseignement approximatif, d'après le moment supposé de la fécondation.

Quel est le moment le plus favorable ? Pour cela il y a deux opinions :

Les uns croient que la fécondation se fait peu de temps après les règles (10 à 12 jours). Les autres pensent qu'elle a lieu peu de temps avant (8 à 10 jours).

Il en résulte que pour les uns la grossesse dure deux cent quatre-vingt jours, tandis que pour les autres elle est de deux cent soixante-quatre jours ou même deux cent cinquante-quatre, si l'on ne compte qu'à partir de la première suppression.

Aussi, un nouveau mode de calcul a pris jour devant des opinions si différentes.

On compte à partir du milieu de la période intermenstruelle, ce qui fait deux cent soixante-dix jours.

Cela étant admis, existe-t-il une grossesse prolongée ?

On ne croit à cette grossesse que dans les cas suivants :

Grossesse extra-utérine.

Rétention du fœtus mort.

Obstacles siégeant au niveau du col.

On rapporte plusieurs cas de cancers où la grossesse a duré douze mois et même dix-sept.

La grossesse ne peut être dite prolongée que dans le cas où la gestation dépasse la limite supérieure des grossesses normales c'est-à-dire 294 jours.

Pour dire quand une femme devra accoucher, on se servira donc :

1° De l'époque du coït fécondant.

2° De la dernière époque menstruelle.

3° De l'apparition des premiers mouvements actifs du fœtus.

4° De la hauteur de l'utérus.

5° Du volume du fœtus.

D'après le coït. — Il est rarement connu, car il n'y a pour le savoir que des femmes non mariées, les autres ne comptent naturellement pas. Quand il est connu, le nombre de jours écoulés entre cette date et l'accouchement n'est pas constant, il varie entre 260 et 294 jours. D'après la loi française, la légitimité ne peut être contestée qu'après 300 jours. Nous ne pouvons donc trouver que l'époque à laquelle ont lieu le plus grand nombre d'accouchements et le terme le plus fréquent est de 274 à 280 jours.

D'après les dernières règles. — Ce renseignement est de première importance, car, les femmes le connaissent habituellement, surtout certaines femmes du monde qui le marquent sur leur calendrier. Les femmes de la campagne ne le savent souvent pas. En compulsant les tableaux, on trouve des chiffres concordants qui indiquent un maximum de fréquence de 270 à 280 jours après les derniers jours des règles.

Pour compter à partir de cette époque, les uns comptent par périodes cataméniales.

C'est un mauvais procédé, puisque la durée de cette période est variable. Voici comment il convient de compter.

On ajoute cinq jours au dernier jour des règles, puis on compte neuf mois de calendrier, on peut dire alors que l'accouchement aura lieu probablement aux environs de cette date ainsi obtenue.

D'après les premiers mouvements. —

On a supposé que l'accouchement avait toujours lieu quatre mois et demi après les premiers mouvements du fœtus. Cette manière de compter est mauvaise pour deux raisons :

1º Les mouvements sont perçus à des époques très variables.

2º Les femmes ne se souviennent jamais de la date exacte.

C'est donc sur la dernière période menstruelle qu'on pourra compter.

Tout ce que nous venons de voir suffit pour diagnostiquer la grossesse et ne pas la confondre avec certains états morbides. Il nous reste à parler maintenant du volume et de l'attitude du fœtus, chose si importante à savoir dans le courant de la grossesse.

Attitude du fœtus. — Le fœtus est pelotonné de façon à former un ovoïde. Il est courbé sur son plan antérieur, sa tête est fléchie, son cou disparaît.

Les membres supérieurs sont dans l'attitude de la prière orientale et les membres inférieurs dans la position du tailleur.

Le cordon se trouve en sûreté dans l'espace laissé vide par les membres. Le fœtus forme une ovoïde d'un grand diamètre (28 centimètres), la tête est plus grosse que toute autre partie isolée.

Causes de son attitude. — On a avec raison invoqué la pression exercée par les parois utérines.

Nous remarquerons cependant qu'il y a pelotonnement, même quand le fœtus n'est pas serré, au début de la grossesse et dans les cas d'hydramnios.

La flexion est donc un phénomène du développement de l'embryon. Elle se manifeste, dès les premiers jours ; l'extrémité céphalique et l'extrémité caudale se recourbant de façon à lui donner la forme d'une nacelle. C'est cette incurvation primordiale qui paraît se continuer jusqu'à la fin de la grossesse.

Direction de l'ovoïde fœtal. — Dans les quatre premiers mois, la direction change à tout instant sous l'influence des changements de position de la femme et des propres mouvements du fœtus.

Dans les cinq derniers mois, il devient plus stable ; son grand axe coïncide avec le grand axe utérin, à cause du peu d'étendue du diamètre transverse de l'utérus.

Diagnostic du volume du fœtus. — Pour diagnostiquer l'âge de la grossesse, le signe le plus important est la hauteur de l'utérus. Mais si le médecin a affaire à une femme dont le bassin n'est pas normal, ce signe n'a plus de valeur.

Dans ce cas il faut mesurer le fœtus. Pour mesurer sa longueur totale, on prend les dimensions de l'ovoïde utérin avec un compas spécial. On place une branche dans le vagin et l'autre sur le pôle supérieur de l'ovoïde.

Si la présentation est transversale, on place les deux branches du compas en dehors. La longueur du fœtus est le double de celle de l'ovoïde utérin et sa grosseur est proportionnelle à sa longueur.

Hygiène de la Grossesse

La femme enceinte doit observer rigoureusement les préceptes d'hygiène générale, et aussi quelques prescriptions spéciales.

Avant tout, elle évitera le froid qui peut causer l'albuminurie d'où l'éclampsie, des rhumes quelquefois graves par eux-mêmes, et capables, par les secousses de toux, de provoquer l'avortement.

Elle évitera toute contriction, plus de corset ou tout au plus un corset de grossesse. Le corset gêne le développement de l'utérus et celui des reins, il froisse les mamelons et les aréoles, qui sont devenues très sensibles.

Les femmes qui veulent nourrir feront quelques lotions du mamelon avec de l'eau-de-vie ou de la teinture d'arnica; si les mamelons sont ombiliqués, on fera quelques titillations ou tiraillements avec les doigts dans les derniers mois seulement.

Les ventouses ont des inconvénients. On pourra prendre des bains tièdes pendant la grossesse, mais ils seront courts, quinze à vingt minutes, et on ne dépassera pas la température de 33°

On usera des bains de mer avec une grande réserve, on prendra aussi des bains très courts et en mer calme, sans nager.

En France on s'abstient de l'hydrorapie. En Angleterre on continue sans inconvénients, paraît-il.

On fera un peu d'exercice modéré, une promenade tous les jours à pied où en voiture si on supporte cette dernière. La danse et l'équitation sont proscrites.

Certaines professions doivent être interrompues, elles nuisent, soit par intoxication, soit mécaniquement (plomb et sulfure de carbone dans l'industrie du caoutchouc, tabac, etc.), enfin machines à coudre.

On sera très circonspect au sujet des voyages, car les trépidations peuvent nuire, cependant les conseils peuvent varier à ce propos, suivant le degré de sensibilité de chaque femme.

Pendant ces voyages, si la femme ressent des douleurs dans les lombes ou dans le ventre, on la mettra au repos absolu et on lui administrera des lavements laudanisés.

Le coït est cause de nombreux avortements. Les femmes sensibles doivent faire chambre à part; d'ailleurs, *quelques femmes ont horreur de leur mari pendant la grossesse* (Stoltz).

Pendant leur grossesse, les unes mangent de tout, les autres sont dégoûtées et choisiront les aliments.

La constipation est fréquente à cette

époque, on administrera des purgatifs légers, jamais de purgatifs drastiques qui pourraient amener des contractions. On combattra aussi la diarrhée qui, elle aussi, peut amener des contractions.

Les maris qui redoutent pour leurs femmes certaines complications, doivent demander leur médecin pendant la grossesse, car il y a plusieurs examens sérieux à faire.

Le médecin aura d'abord à s'assurer de l'état du bassin afin de savoir s'il y a des indications pour pratiquer l'accouchement prématuré.

Il devra surveiller le mode de présentation du fœtus pour la transformer s'il est nécessaire (indications de la version par manœuvres externes).

Enfin, vers la fin de la grossesse on devra analyser l'urine tous les huit jours environ, plus souvent s'il est nécessaire, afin de traiter l'albuminurie, s'il y a lieu, pour éviter l'éclampsie.

CHAPITRE IV

Œuf humain, Liquide, Membranes, Placenta et Cordon

Vers le huitième jour qui suit sa fécondation, l'ovule arrive dans l'utérus et est appelé désormais *œuf humain*. A cette époque, on peut constater qu'il est déjà quatre ou cinq fois plus volumineux. D'abord la vésicule germinative disparaît. Immédiatement après, le jaune se segmente, et au centre du vitellus on voit apparaître un noyau sphérique transparent et homogène, tandis que la masse du vitellus devient granuleuse.

Dans ce noyau vitellin se forme un

nucléole brillant. Une heure après cette formation, on voit le noyau s'allonger, s'étrangler au milieu et une séparation se faire en même temps dans la masse du vitellus.

Cette séparation divise la masse en deux moitiés égales. Chacune de ces parties présente à son tour des changements analogues; on a donc ainsi quatre noyaux au lieu de deux et quatre masses vitellines.

La segmentation continue ainsi jusqu'à ce que l'intérieur soit rempli d'une quantité considérable de petits corps dont l'ensemble est appelé *corps muriforme*. Telle est l'origine des cellules embryonnaires. C'est le premier phénomène.

Le deuxième consiste dans la transformation de toutes ces cellules en une membrane appelée blastoderme ou *vésicule blastodermique* formée, comme on le voit par l'aplatissement et la juxtaposition de ces cellules. Un liquide albumi-

néux se développe pendant ce temps
dans la cavité ainsi formée.

Le troisième phénomène consiste dans
l'apparition de l'embryon aussitôt après
la formation du blastoderme ; on voit
un point de cette membrane s'obscurcir
et s'épaissir légèrement. C'est la tache
embryonnaire qui, d'abord circulaire,
devient elliptique et présente à son centre une ligne claire qui est l'indice de la
moelle épinière.

Le quatrième phénomène, c'est le dédoublement du blastoderme en *feuillet
externe ou séreux* qui formera la peau
de l'embryon et en feuillet interne ou
muqueux qui formera la muqueuse intestinale.

Enfin, apparaissent les premiers vaisseaux dans l'embryon qui s'épaissit et
s'allonge, sa face dorsale correspond au
feuillet externe qui formera la peau,
tandis que sa face antérieure ou ombilicale correspond au feuillet interne. La
face dorsale de l'embryon devient sail-

lante, tandis que ses deux extrémités s'incurvent vers le centre de l'œuf, de sorte que l'embryon présente la forme d'une nacelle; tel est le cinquième phénomène.

Lorsque toute la surface dorsale est recouverte, la fusion s'opère entre les replis du feuillet externe qui se trouve divisé en deux parties : l'une qui continue à former le feuillet externe du blastoderme, l'autre qui se sépare complètement et forme l'amnios.

Le sixième phénomène consiste dans la modification du feuillet interne du blastoderme qui se divise insensiblement en deux parties: l'une qui sera contenue dans la cavité abdominale de l'embryon, l'autre, hors de la cavité, à l'intérieur de l'œuf. La portion enfermée dans le corps de l'embryon formera la muqueuse intestinale, tandis que l'autre représentera la vésicule ombilicale.

Telle est l'évolution de l'œuf humain.

Nous l'examinerons maintenant sur la coupe d'un utérus gravide.

Annexes du fœtus

En examinant la coupe d'un utérus gravide, on voit que l'œuf est formé d'enveloppes au nombre de trois. Les deux premières : caduque et chorion, s'épaisissent en un point (placenta), la plus interne contient le liquide amniotique et le fœtus est relié au placenta par le *cordon*.

L'étude de ces annexes du fœtus à terme se divise en quatre parties :

Liquide amniotique.
Membranes.
Placenta.
Cordon.

Liquide amniotique. — Nous étudierons d'abord ses caractères, puis son origine, enfin ses usages.

Caractères. — Il possède une odeur fade, spermatique. On le dit salé. Au début de la grossesse, il est clair, transparent comme de la sérosité.

A la fin, il est blanchâtre, parce qu'il contient de la matière sébacée.

Si le fœtus souffre, il est mélangé au méconium (excrément du fœtus), il est alors verdâtre.

Si le fœtus est mort depuis quelque temps, sa couleur rouge est due à la sérosité sanguinolente fournie par les phlyctènes dus à la macération du fœtus.

La quantité de ce liquide ne devient notable qu'à partir du deuxième mois; au milieu de la grossesse, elle égale le poids du fœtus (500 grammes), mais à partir de ce moment le fœtus prédomine de plus en plus et arrive à peser, à terme, six à sept fois plus que le liquide.

Il serait très utile, quand une femme perd de l'eau, de pouvoir affirmer que c'est ou que ce n'est pas du liquide amniotique. L'analyse chimique ne peut aider à faire ce diagnostic, ce n'est que par l'examen microscopique qu'on peut y arriver, quand on a sous les yeux des éléments du fœtus, des petits poils soyeux, des cellules de l'épiderme, des fragments de matière sébacée ou des éléments du rein et de la vessie (cellules épithéliales).

Les théories de la formation de ce liquide sont nombreuses, nous les réduirons à trois :

1° Le liquide amniotique est un produit du fœtus ;

2° C'est un produit d'origine maternelle ;

3° Ces deux théories sont réunies.

Origine fœtale du liquide. — Les auteurs ont cherché comment le fœtus pouvait fournir tant de liquide. Pour les uns, les glandes lacrymales sont avec la matière gélatineuse du cordon, l'origine de ce liquide. Pour d'autres, c'est par les glandes salivaires qu'il produit ce liquide ; d'autres, enfin, attribuent sa formation aux glandes mammaires. Enfin, et cette dernière idée n'est pas entièrement fausse, on a dit que le fœtus, à cause de la haute température et de la pression notable de la circulation fœto-placentaire, sue abondamment.

Nous n'avons, en résumé, que deux choses à retenir :

1º Le fœtus urine.

2º La grotte qui le contient suinte.

Le fœtus urine. — Si l'on admet que le fœtus respire, il faut admettre qu'il y a des produits d'oxydation éliminés, Or, le liquide amniotique contient de l'urée : d'autre part, quand l'urètre du fœtus est oblitéré, il en résulte une déformation de ce fœtus, constituée par la distension énorme de sa vessie.

La grotte suinte. — Ce suintement ne tient pas à une sécrétion spéciale, mais il se fait à travers la paroi des vaisseaux sanguins.

Origine maternelle. — On explique ainsi la formation de ce liquide :

1º Par la transsudation de la sérosité du sang maternel, de la cavité abdominale maternelle vers la cavité utérine. Elle est due à ce que la pression, à l'intérieur de l'utérus, est inférieure à la pression abdominale, donc la sérosité doit passer du sang maternel dans la cavité utérine, et cette transsudation est possible grâce à la perméabilité des membranes.

2º La production du liquide par la caduque au moyen de ses vaisseaux, est admise par certains auteurs.

Origine maternelle et fœtale. — Cette théorie embrasse toutes les origines qu'il paraît impossible de ne pas admettre. L'origine du liquide varie suivant les époques.

Pendant les trois premiers mois (il n'y a pas de placenta), le liquide vient :

1º De la peau du fœtus.

2º Des liquides de la mère par transsudation.

Dans les mois suivants, le liquide vient du cordon et des vaisseaux fœtaux du placenta par transsudation. Toutes les fois que la tension dans le cordon devient supérieure à la pression dans la cavité amniotique.

A la fin seulement, l'excrétion urinaire contribue à la formation de ce liquide.

Usages du liquide amniotique. — Pendant la grossesse il permet la vie du fœtus en le protégeant contre les chocs.

Il permet son développement en protégeant son corps contre toute compression, en permettant ses mouvements et peut-être en servant d'aliment.

Pendant le travail il sert à protéger le fœtus contre les contractions, il dilate le col (poche des eaux) et lubréfie le canal.

Membranes

Les membranes sont de dehors en dedans : la caduque, le chorion et l'amnios.

La caduque. — Elle est formée aux dépens de la muqueuse utérine et voici comment elle se forme :

L'ovule arrive dans l'utérus une huitaine de jours environ après avoir quitté l'ovaire, il se loge dans un des replis de la muqueuse.

Les deux monticules de la muqueuse qui bordent la vallée où repose l'ovule se développent rapidement et l'entourent de plus en plus.

La muqueuse du col de l'utérus ne prend pas part à cette transformation.

Le chorion. — Cette membrane est située entre la caduque et l'amnios. C'est d'abord une membrane lisse, circonscrivant la cavité de l'œuf, et à laquelle on peut considérer deux faces ; elle est fibreuse et transparente, elle se compose de tissu conjonctif et d'un épithélium pavimenteux. Chez les ruminants, cette membrane renferme des plaques calcaires, sorte de réserve pour le développement du squelette.

L'amnios. — C'est la plus interne des membranes, elle revêt d'abord entièrement toutes les parois de l'œuf, puis la surface du placenta, puis le cordon jusqu'au nombril du fœtus.

Elle est en rapport : 1º par sa face interne avec le liquide amniotique ; 2º par sa face externe avec une membrane intermédiaire qui l'accole au chorion.

On peut donc décoller l'amnios de la face fœtale du placenta, mais on ne peut décoller le chorion, puisque le placenta est une partie du chorion lui-même.

Il se compose de deux tuniques, l'une

fibreuse et l'autre épithéliale. Entre l'amnios et le chorion est un tissu lâche, sans limites précises, qui agglutine ces deux membranes ensemble, c'est ce qu'on nomme tissu annexiel.

Dernièrement, on a trouvé des artères, des veines et des capillaires dans les membranes.

Placenta

Nous étudierons successivement son développement, sa configuration extérieure, sa structure et ses usages.

Développement. — Vers le 12ᵉ jour se développent sur l'œuf, des villosités qui pénètrent dans la caduqne ; ces villosités deviennent toutes vasculaires du 20ᵉ au 30ᵉ jour. Peu à peu toutes s'atrophient, excepté celles de la caduque utéro-placentaire dont le développement persistant forme le placenta. Donc, dans les trois premiers mois il n'y a pas de placenta.

Configuration extérieure. — Le placenta s'insère vers le fond de l'utérus, plus souvent sur la face postérieure. C'est un gâteau aplati, spongieux, un renflement des membranes auquel on peut considérer deux faces et une circonférence.

Sur la face externe, on remarque les cotylédons.

La face interne est lisse et présente l'insertion du cordon.

Son poids est de 5 à 600 grammes.

Structure. — Le placenta est formé essentiellement de deux éléments. L'un appartient au fœtus (épaississement du chorion) nommé placenta fœtal, l'autre appartient à la mère (épaississement de la caduque) nommé placenta maternel.

Ces deux éléments s'enchevêtrent comme les dents des roues d'un engrenage. Ce qu'il y a de plus important dans les deux placentas, ce sont les vaisseaux. Les vaisseaux fœtaux et maternels se mettent en contact, mais ne communiquent pas.

Le placenta fœtal n'est qu'une réunion de villosités choriales si développées qu'elles deviennent de véritables filaments.

Une villosité est un doigt de gant dont l'intérieur est rempli par du tissu conjonctif dans lequel plongent deux vaisseaux à la manière des racines d'un arbre dans la terre.

L'enveloppe est un revêtement de cellules épithéliales pairmenteuses. Une villosité est abondamment ramifiée, toutes les divisions d'une villosité constituent un lobule.

Le placenta maternel est constitué par des éléments cellulaires et par des vaisseaux.

Tissu cellulaire. — C'est le tissu de la caduque utéro-placentaire, il s'insinue entre les villosités, entre les lobules, formant ainsi des cloisons. Ces cloisons laissent des espaces libres (espaces sanguins) qui, communiquant entre eux et remplis du sang de la mère, constituent un véritable lac sanguin, et ont été considérés comme une dilatation des capillaires.

Les artères rampent en spirale dans les cloisons et ressemblent aux veines, parce qu'elles n'ont ni fibres musculaires ni fibres élastiques.

Les veines partent tous des espaces sanguins et se rendent toutes au sinus circulaire.

Les villosités du fœtus trempent donc directement dans le sang de la mère, et les vaisseaux ombilicaux ne sont séparés du sang maternel que par l'épithélium de revêtement des villosités.

Usages. — Le placenta est pour le fœtus un poumon et un intestin. La respiration se fait par endosmose gazeuse, la nutrition se fait par la matière glycogène qui est accumulée dans le placenta, et peut-être par emprunt de sucs nutritifs aux plus grosses cellules de la caduque.

Cordon ombilical

C'est une tige molle et flexible qui relie le placenta à l'ombilic fœtal.

C'est une gaîne amniotique qui contient des vaisseaux allant de l'ombilic aux villosités placentaires. Il possède deux insertions :

1° Une insertion ombilicale. La peau de l'abdomen monte de un centimètre sur la gaîne et s'y soude.

2° Une insertion placentaire. Elle est ordinairement au centre, mais quelquefois elle est marginale ou vélamenteuse.

Le cordon flotte ordinairement, mais il peut former des circulaires autour des membres ou du cou, de sorte qu'il a pu en résulter des amputations congénitales.

La longueur ordinaire est de 45 à 60 centimètres, son calibre moyen est celui du petit doigt.

On en a vu de deux doigts et de gros comme un bras d'enfant. On en a vu, au contraire, qui atteignaient au plus le calibre d'une plume d'oie.

Structure. — Le cordon se compose d'une membrane amniotique, de la gélatine de Warthon et des vaisseaux ombilicaux. La gélatine de Warthon est un tissu muqueux conjonctif ayant une structure alvéolaire à mailles plus serrées au voisinage des vaisseaux qu'à la périphérie. Les artères présentent des dilatations, puis des retrécissements qui sont le siège des valvules.

Les valvules ne sont pas aussi constantes dans les veines.

On rencontre parfois des anomalies. On a trouvé deux ou trois veines avec une seule ou trois artères.

En somme, le sang artériel de la mère

arrive dans les lacs sanguins du placenta maternel, lacs qui se trouvent ainsi contenir une provision toujours renouvelée d'oxygène.

D'autre part, les artères du cordon amènent dans les villosités placentaires du sang qui est chargé d'acide carbonique. Comme la villosité plonge dans le lac sanguin, ce sang fœtal n'est séparé du sang maternel que par une mince paroi, et des échanges gazeux ont lieu, le sang fœtal troque son acide carbonique contre de l'oxygène. L'échange fait, le sang fœtal fraîchement oxygéné revient à l'ombilic de celui-ci par la veine du cordon, tandis que dans la circulation maternelle, le sang des lacs, maintenant chargé d'acide carbonique retourne dans la circulation maternelle par les veines placentaires et les tissus utérins.

Tête du fœtus à terme

On reconnaît qu'un fœtus est à terme :

1º S'il est mort, à la présence d'un point d'ossification dans l'épiphyse du fémur.

2º S'il est vivant : 1º à son poids, à partir de 3000 gr., on le dit à terme ; 2º à sa longueur, qui est ordinairement de 50 centimètres.

Nous étudierons dans le fœtus, la tête et le tronc. Du tronc nous ne prendrons que les diamètres principaux ; la tête est la partie la plus importante, parce que c'est la plus grosse et la plus irréductible, c'est elle qui se présente, en général, la première. Sa connaissance permet au médecin, par un diagnostic exact, de calculer les chances, de surveiller le travail et d'intervenir au besoin.

1° L'étude de sa forme générale et de son diamètre nous apprendra comment il faut que la tête se place pour sortir.

2° Certains points de repère, pour le doigt de l'explorateur, permettront de reconnaître si les diamètres sont en train ou non de se placer comme ils le doivent.

La tête ressemble à un œuf aplati, c'est donc une tige qui a deux extrémités, l'occiput et le menton. Mais, cet œuf est est un peu aplati dans un sens, aussi doit-on la mesurer soit d'un côté à l'autre, soit antéro-postérieurement.

Les diamètres transverses sont :

1° Le bi-mastoïdien, c'est le moins large . . . . 7 cent. 1/2

2° Le bi-pariétal, c'est le plus large . . . . . . 9 cent. 1/2

3° Celui que l'on prend au niveau des fosses tem-
porales . . . . 8 cent. 1/2

Les diamètres antéro-postérieurs sont :

1° Le sous-occipito-bregmatique, c'est
le plus court . . . . . .   9 cent. 1/2
   2° L'occipito-mentonnier
c'est le plus long . . . .   13 cent. 1/2
   3° L'occipito-frontal . .   11 cent. 1/2

Il y a donc tout intérêt à faire fléchir
la tête du fœtus pour qu'il se présente au
diamètre de 9 1/2 plutôt que de 13 1/2.

On a comme points de repère les sutures et les fontanelles.

Suture sagittale. — On nomme ainsi
une grande suture antéro-postérieure qui
se rend de la racine du nez à l'angle
supérieur de l'occipital.

Suture transverse. — Cette suture
s'étend de chaque côté à l'écaille des
temporaux. Elle croise parallèlement en
son milieu la suture sagittale.

Suture occipito-frontale. — Cette suture s'étend à l'écaille du temporal en bordant l'os occipital.

Ces sutures sont les seules appréciables par le toucher vaginal.

Fontanelles. — On nomme ainsi des espaces membraneux situés à la rencontre ou à l'entrecroisement de plusieurs sutures.

Les deux premières que nous signalerons sont les plus importantes.

Fontanelle antérieure. — C'est la grande fontanelle, appelée encore fontanelle bregmatique. Elle est située à l'entrecroisement des sutures sagittale et fronto-pariétale ; elle est de forme losangique et présente quatre bords et quatre angles.

Fontanelle postérieure. — Petite fontanelle, fontanelle occipitale ou lambdoïde ; elle est située à la rencontre des sutures sagittale et lambdoïdes.

Ordinairement elle consiste en un simple carrefour de rencontre, mais il n'y a pas, à proprement parler, de fontanelle. On y rencontre trois angles osseux.

Fontanelles latérales. — Elles sont situées aux extrémités dela suture lambdoïde, mais, à cause de l'épaisseur des parties molles, elles sont difficilement appréciables au toucher.

Fontanelles supplémentaires. — Ce sont des espaces membraneux résultant d'un défaut d'ossification et qui donnent lieu à des erreurs.

Dimension du tronc. — Les épaules ont deux diamètres, le diamètre biacromial, qui a douze centimètres et le diamètre sterno-dorsal qui a 9 1/2.

Dans la région pelvienne, il y a aussi 2 diamètres : 1º le diamètre iliaque, qui va d'une crête bi-iliaque à l'autre ; 2º Le diamètre pubio-sacré, de la face antérieure du pubis à la crête sacrée.

CHAPITRE V

Filière génitale. — Présentations et positions

Pour arriver au dehors, le fœtus aura à parcourir un canal rétréci et irrégulier formé par un bassin osseux et un bassin mou.

Le bassin osseux est formé par le *pelvis*.

Le bassin mou par le périnée, le vagin et la vulve.

Pelvis. — Il est formé par les deux os iliaques accolés l'un à l'autre en avant et réunis en arrière par l'intermédiaire du sacrum.

L'extérieur du bassin intéresse fort peu l'accoucheur. Cependant la mensuration des diamètres externes étant parfois nécessaire pour découvrir certains vices de conformation, il est bon d'indiquer les quatre principaux diamètres :

Le 1er de la première vertèbre du sacrum au milieu de la symphyse pubienne égale 20 centimètres.

Le 2e qui sépare les deux épines iliaques antérieure et supérieure, 24 centimètres.

Le 3e qui réunit les deux points les plus éloignés des crêtes iliaques, 28 centimètres.

Le 4e qui va d'un grand trochanter à l'autre égale 32 centimètres.

A l'intérieur le bassin présente deux régions parfaitement séparées par leur rétrécisssment que l'on nomme *détroit supérieur*, au-dessus duquel se trouve le grand bassin et au-dessous le petit bassin.

Le grand bassin forme une sorte d'entonnoir incomplet, constitué par les ailes iliaques sur le côté et la colonne vertébrale en arrière.

Mais c'est le petit bassin qui intéresse le

plus en obstétrique. Il a pour limites, en haut le détroit supérieur, en bas le détroit inférieur qui lui-même est formé par la pointe du coccyx, les ischions et la partie inférieure de la symphyse pubienne.

Entre ces deux détroits se trouve l'excavation pelvienne.

Les diamètres du détroit supérieur sont les suivants :

1º Diamètre antéro-postérieur. . . . . . . 11 centimètres
2º Diamètres obliques 12 —
3º Diamètre transverse . . . . 14 —

La grande excavation possède les diamètres suivants :

1º Antéro-postérieur . 12 centimètres
2º Obliques . . . . . 12 —
3º Transverse . . . 12 —

Donc 12 partout, avec cette particularité que les diamètres obliques sont extensibles jusqu'à 13 centimètres.

Le détroit moyen est une région des plus importantes, ses diamètres sont les suivants :

1º Antéro-postérieur .   12 centimètres
2º Obliques 11   —
3º Transverse . . . 10   —

On peut réunir la petite excavation et le détroit inférieur en une seule région dont l'importance n'est que secondaire par rapport aux précédentes. Leurs diamètres sont les suivants :

1º D'un ischion à l'autre . . . . 11 centimètres
2º Du coccyx au pubis 9   —

Nous pouvons donc, dès maintenant, d'après toutes ces données, prévoir la situation de la tête du fœtus dans sa descente à travers la filière.

La tête placera en effet ses grandes dimensions :

Transversalement au détroit supérieur.

Obliquement dans l'excavation et antéro-postérieurement au détroit moyen.

Bassin mou

Par périnée, on doit entendre tout le plan musculaire qui forme le bassin inférieurement, c'est-à-dire qu'il existe deux périnées.

L'un profond, constitué par le muscle releveur coccy-périnéal et qui n'est autre, par conséquent, que le diaphragme pelvien.

L'autre superficiel, qui est représenté par les muscles sous-jacents à la peau et qu'on peut diviser en deux parties distinctes par une ligne joignant les deux ischions qui délimite ainsi deux périnées superficiels, l'un postérieur ou anal, l'autre antérieur ou vulvaire.

Des deux périnées superficiels, le postérieur limité latéralement par le grand ligament sacro-sciatique, s'étend jusqu'à la pointe du sacrum et comprend par conséquent le coccyx, l'antérieur bordé latéralement par la branche ischio-pubienne, finit à la partie inférieure du pubis.

Au milieu de ces tissus cheminent des vaisseaux et des nerfs, dont les principaux sont les honteux internes.

Le périnée ainsi compris donne passage à trois organes importants :

Le rectum en arrière ;

L'urètre en avant ;

Le vagin au milieu.

Il nous reste à étudier le vagin ainsi que la vulve qui en constitue une dépendance.

Vagin

C'est un canal cylindrique aplati, possédant deux extrémités : 1° une profonde qui s'insère au pourtour du col de l'utérus donnant lieu à la formation de quatre *culs-de-sacs* (un antérieur, deux latéraux et un postérieur) ; 2° une extrémité inférieure ou superficielle qui vient se continuer avec la vulve et former la membrane de l'hymen.

La longueur du vagin mesurée jusqu'au cul-de-sac postérieur est de dix centimètres environ.

La direction du vagin est oblique d'avant en arrière et de bas en haut, mais quand la femme est debout, la direction de cet organe se rapproche de la verticale. Dans cette attitude le vagin se raccourcit, aussi lorsque le médecin éprouve de la difficulté à atteindre le col de l'utérus, il trouve un avantage immense à toucher la malade debout.

Lorsque la femme est couchée, la direction du vagin est à peu près horizontale. Mais, si l'on applique des coussins sous les fesses, de façon à relever très fortement le bassin, on parvient à redonner au vagin une direction presque verticale en sens inverse, c'est-à-dire que la vulve est en haut et l'utérus en bas.

La vagin n'est pas absolument rectiligne : il décrit une courbure légère, de telle sorte que sa paroi antérieure est un peu plus courte que la paroi postérieure. Il en résulte que pour ne pas froisser les parois du vagin, le médecin ne pousse pas directement le spéculum d'avant en arrière ; une fois que l'instrument est introduit, on abaisse légèrement le manche de façon à relever l'extrémité qui se trouve ainsi dirigée dans le véritable sens de l'organe.

La largeur du vagin présente de grandes variétés individuelles qui sont en rapport avec les habitudes et les grossesses antérieures. La partie la plus étroite du vagin est l'orifice inférieur dans le point correspondant au bulbe et au muscle constricteur du vagin qui forme un véritable anneau empêchant, d'accord avec l'hymen, la pénétration du pénis.

Vulve

La vulve est une sorte d'épanouisse-
ment des organes génitaux à l'extérieur.
Une vulve vierge se compose de trois
plans principaux.

Au premier plan se voient le mont de
de Vénus, les grandes lèvres et le périnée.

Au deuxième plan le capuchon et le
clitoris, les petites lèvres et la fourchette.

Au troisième plan, le vestibule, le
méat urinaire, le vagin et l'hymen.

Les grandes lèvres forment deux replis
verticaux qui se recourbent pour se confondre en haut avec le mont de Vénus
et en bas avec le périnée. Ces deux replis forment un ovale au centre duquel
se trouvent les autres organes de la vulve.
Le versant, qui regarde les cuisses, est

couvert de poils, tandis que le versant vaginal est glabre et humide.

Les petites lèvres ou nymphes sont deux replis analogues aux grandes lèvres, mais beaucoup plus minces. Elles sont les satellites de l'orifice du vagin. A la partie supérieure, elles enferment le clitoris dans le dédoublement qui forme le *capuchon* du clitoris par sa partie la plus large et le *frein* du clitoris par sa partie mince et effilée.

Ce qu'on appelle la *fourchette* est le trait d'union inférieur des petites lèvres.

A la base du versant interne des petites lèvres, on trouve une surface qu'on peut diviser par une ligne transversale, en deux parties égales. La surface placée au-dessus de cette ligne est occupée par le *vestibule*, et celle qui est située au-dessous, par *l'orifice vaginal*. Le vestibule présente une saillie avec le méat urinaire, on nomme cette saillie *tubercule urétral*.

La vulve est séparée du vagin par

l'*hymen*, constitué par la partie inférieure du vagin. Cette membrane intacte peut présenter des conformations variables dont les principaux types sont les suivants :

L'hymen en croissant,
— à diaphragme étroit,
— à diaphragme large,
— fendu,
— à double fente,
— frangé,
— à double orifice,
— en crible.

Après les premiers rapports sexuels, l'hymen est ordinairement déchirée, et il existe alors des *caroncules hyménéales*.

Après l'accouchement les déchirures sont beaucoup plus profondes et les lambeaux se cicatrisent isolément; on a alors des *caroncules myrtiformes*.

Il faut savoir cependant que, dans quelques circonstances rares, l'hymen peut rester intact après les rapports sexuels, et même après un accouchement avant terme.

Dans quelques cas l'hymen est imperforé et cette malformation nécessite au moment de la puberté l'intervention du chirurgien pour créer une voie de sortie à l'écoulement menstruel.

Présentations. — Enfermé dans l'utérus, le fœtus est séparé du dehors par la filière génitale qu'il devra traverser au moment de l'accouchement. A cette époque le fœtus peut se placer de différentes façons et présenter telle ou telle partie du corps, ce qui varie nécessairement le mécanisme de l'accouchement. L'enfant pelotonné dans l'utérus est complètement fléchi; la tête est fléchie sur le tronc, les avant-bras sur les bras, les mains sur les avant-bras, les cuisses sur le tronc, etc. Cette attitude est très favorable à la réduction de la masse fœtale, l'enfant offre la forme d'un ovoïde dont la grosse extrémité correspond au siège et la petite à la tête. Ce grand ovoïde s'appelle ovoïde *somatique* et est fermé par deux ovoïdes plus petits, l'un appelé *céphalique* qui comprend la tête et l'autre appelé *cormique* qui comprend le tronc et les membres, ces deux ovoïdes sont reliés par le cou qui constitue entre eux comme un trait d'union.

Or, le fœtus se présente à la filière génitale, tantôt par l'ovoïde céphalique, tantôt par l'ovoïde cormique.

Il y a pour tout ovoïde trois présentations :

1º Par le gros bout ;
2º Par le petit bout ;
3º De travers.

L'ovoïde céphalique peut, en effet, se présenter :

Tantôt par sa grosse extrémité, — *présentation du sommet ;*
Tantôt par la petite, — *de la face ;*
Tantôt de travers, — *du front.*

Il en est de même pour le gros ovoïde du tronc et des membres :

Tantôt il se présente par sa grosse extrémité, — *présentation du siège* ;

Tantôt par la petite, — *présentation de l'épaule* ;

Tantôt de travers, — *présentation de l'abdomen*.

Nous connaissons donc six présentations :

Sommet,   Siège,
Face,   Epaule,
Front,   Lombes.

Voici, d'après les principaux auteurs, la fréquence relative de ces diverses présentations :

Le sommet se présente 19 fois sur 20
La face   —   1   —   250
Le front   —   1   —   300
Le siège   —   1   —   30
Les épaules   —   1   —   125
L'abdomen   —   1   —   1000

4

Les présentations sont *définitives* ou *temporaires*, suivant que la partie fœtale est fixée ou momentanément arrêtée sur le trajet de la filière génitale.

Les présentations définitives sont celles où l'engagement a lieu pendant la grossesse.

Les présentations temporaires sont, au contraire, celles où la partie fœtale reste mobile au détroit supérieur.

Présentation du sommet. — Quand il y a présentation du sommet, l'engagement se fait pendant les trois derniers mois de la grossesse chez les primipares et pendant les quinze derniers jours chez les multipares.

Présentation de la face. — Ces présentations se constituent au moment du travail, et très rarement pendant la grossesse.

Présentation du front. — Il en est

des présentations du front comme de celles de la face.

Présentation du siège. — Cette présentation peut exister longtemps avant l'accouchement. Pendant la grossesse, on aura soit le siège complet, soit le siège décomplété, mode des fesses, les deux autres modes, pieds et genoux, ne se montrent qu'au moment du travail.

Présentation de l'épaule. — Cette présentation est la variété la plus fréquente des présentations du thorax. Elle ne se fait jamais pendant la grossesse et n'a lieu qu'à une période avancée du travail quand, après l'écoulement du liquide amniotique, l'utérus s'est rétracté. Dans ce cas, cette présentation devient définitive, et elle est d'autant plus difficile à corriger qu'on attend plus longtemps.

Présentation de l'abdomen. — Il en est de même pour ces présentations que pour celles du thorax.

Positions

On ne confondra pas les présentations avec les positions.

La présentation est constituée par la région du fœtus, qui descend la première dans la filière génitale, tandis que la position consiste dans l'orientation de la région fœtale qui se présente.

Afin de dénommer les diverses positions, on a choisi pour chaque présentation un point de repère fœtal qui, par ses rapports avec d'autres points pris sur la filière génitale, a permis de déterminer la situation exacte de l'enfant.

Exemple : Un fœtus se présente par le sommet ; l'occiput peut, suivant la situation de l'enfant, être en rapport avec le pubis, avec le sacrum ou différentes autres régions de la ceinture pelvienne, on aura ainsi une position occipito-pubienne si l'occiput du fœtus est au contact du pubis de la mère ; on aura une position occipito-sacrée si l'occiput est en contact avec le sacrum maternel.

Les points de repère pris sur le fœtus sont les suivants :

Pour la présentation du sommet, l'occiput ;

Pour celles de la face, le menton ;

Pour celles du front, le menton ;

Pour la présentation du siège, le sacrum ;

Pour celles de l'épaule, l'acromion ;

Pour celles de l'abdomen, l'acromion.

Les points de repère maternels sont les suivants :

Point pubien :

Iliaque droit antérieur ;
Iliaque droit transverse ;
Iliaque droit postérieur.

Point sacré :

Iliaque gauche antérieur ;
Iliaque gauche transverse ;
Iliaque gauche postérieur.

CHAPITRE VI

Marche, durée et hygiène de la grossesse

On peut diviser la grossesse en trois trimestres.

Pendant le premier trimestre, la matrice devient une source de troubles nerveux réflexes très pénibles, tels que vomissements et syncopes.

Pendant le deuxième trimestre, la femme éprouve un certain bien-être, c'est une période de calme relatif après la disparition ou au moins la diminution des troubles réflexes des trois premiers mois. C'est aussi pendant ce trimestre que les signes de certitude font leur apparition.

Enfin, dans le troisième trimestre,

l'utérus devient très volumineux, il entrave le fonctionnement de l'estomac et des organes respiratoires, il produit aussi des troubles dans la physiologie du rectum et de la vessie. Enfin, la plupart des organes de l'abdomen sont gênés par la présence de l'utérus volumineux. C'est la période des troubles mécaniques.

Durée de la grossesse. — Pour connaître la durée exacte de la grossesse, il faut connaître le moment précis où a eu lieu la rencontre du spermatozoïde avec l'ovule, c'est-à-dire le moment de la conception. Malheureusement, on ne peut arriver à le savoir au juste, et même dans les cas les plus favorables, c'est-à-dire quand il n'y a eu qu'un seul coït et qu'on sait par conséquent à quelle époque le sperme a été déposé dans les organes femelles, même dans ces cas assez rares, on ne peut diagnostiquer exactement, parce que nous savons que le sperme, avant de rencontrer l'ovule, peut conserver pendant quinze jours et souvent davantage ses propriétés fécondantes. On ne peut donc songer, en effet, à mesurer la durée d'un état dont on ne connaît pas le commencement.

On admet généralement comme approximation le chiffre de 275 jours ou de neuf mois solaires. Le moyenne est de 270 à 280 jours.

Grossesses prolongées. — Rien ne permet d'affirmer l'existence des grossesses prolongées, à cause de l'impossibilité où l'on est de déterminer l'époque exacte de la conception, mais aussi rien ne nous oblige à nier leur possibilité.

Voici ce que dit, à ce propos, le docteur Auvard, dans son traité pratique d'accouchements :

« Cette idée de la grossesse prolongée
» a pris sa source dans diverses catégo-
» ries d'observations :

« La première comprend les cas où la

» durée entre la dernière menstruation
» et l'accouchement a été supérieure au
» temps habituel. J'ai cité un fait où
» cette durée avait été de onze mois et
» un jour, ou 335 jours, et les exemples
» du même genre sont loin d'être rares.
» Mais, en pareille circonstance, on sup-
» pose à tort la conception voisine de la
» fin de la dernière menstruation, alors
» que cela n'est pas prouvé, de telle
» sorte que la négative peut être soute-
» nue, aussi bien que l'affirmative.

» Il en est de même de la seconde
» catégorie de faits, où la grossesse a été
» la conséquence d'un coït unique ou de
» rapports sexuels ayant eu lieu dans
» un court intervalle de temps. Si, dans
» ce cas, la conception, c'est-à-dire l'u-
» nion de deux éléments, mâle et fe-
» melle, coïncide exactement avec le
» coït fécondant, on serait en possession
» d'un point de repère certain pour
» apprécier la durée de la grossesse et
» pour savoir si elle est prolongée. Mal-

» heureusement pour la science, il n'en
» est rien. Schrœder a soutenu que les
» spermatozoïdes pouvaient vivre quinze
» jours dans les organes génitaux fe-
» melles sans perdre leur pouvoir fécon-
» dant. Rien ne prouve que cet espace
» de temps ne puisse être plus considé-
» rable, puisque les spermatozoïdes vi-
» vent plusieurs mois dans les vésicules
» séminales, pourquoi ne conserveraient-
» ils pas dans l'utérus et les trompes qui
» leur offrent un milieu très hospitalier,
» leur état physiologique et leur pouvoir
» fécondant pendant une durée supé-
» rieure à quinze jours? Or, avec la
» possibilité de cet aléa, toute obser-
» vation de prétendue grossesse prolon-
» gée sera contestable, même quand
» l'époque entre l'accouchement et le
» coït fécondant sera plus grand que
« 300 jours.

» Une troisième catégorie de cas com-
» prend ceux où le volume de l'enfant
» est supérieur à la moyenne et corres-

» pond à une durée prolongée entre la
» dernière menstruation ou un coït uni-
» que et l'accouchement. Ce développe-
» ment exagéré de l'enfant autorise, avec
» vraisemblance, à croire que la durée de
» la vie intra-utérine a été supérieure au
» temps habituel. Mais, comme on voit
» des femmes accoucher au terme vrai-
» semblable de leur grossesse, de fœtus
» très volumineux 4 kil. et davantage,
» on peut supposer dès lors que, dans
» l'un et l'autre cas, la durée de la ges-
» tation a été normale.

» Enfin, dans une quatrième catégo-
» rie de faits, nous rangerons ceux four-
» nis par l'obstétrique vétérinaire, et sur
» lesquels Saint-Cyr émet l'appréciation
» suivante :

» Nous savons que le produit de la
» conception peut, sans danger pour lui,
» continuer à séjourner dans le sein de
» sa mère *même plusieurs semaines*
» au-delà du temps fixé par la nature
» pour son expulsion ; et non seulement

» il continue à vivre, mais à croître et à
» se développer.

» Nos recueils périodiques contiennent
» en effet un certain nombre de faits qui
» en témoignent et qui prouvent en
» même temps que dans ce cas, le part
» a été plus ou moins laborieux.

» En résumé, la grossesse utérine
» dont le terme habituel est de neuf
» mois peut durer jusqu'à dix mois
» après le coït fécondant. Aussi, excep-
» tionnellement, elle est susceptible de
» se prolonger pendant le onzième mois,
» mais jamais jusqu'au douzième mois,
» même quand il existe un obstacle à
» l'expulsion du fœtus (cancer, fibrome,
» etc.) ».

Hygiène. — Dans son traité des *maladies des femmes grosses*, Mauriceau
donne d'excellents conseils. La femme,
dit-il, devra modérer ses passions, ne
pas se laisser aller à la colère ou à la ja-
lousie. On évitera de faire peur à ces

femmes et de leur apporter de tristes nouvelles, car cela suffirait pour mettre le désordre dans la génération et même pour provoquer l'avortement.

Envies. — La grossesse, dit Withowski, peut réellement apporter dans les facultés affectives et intellectuelles de la femme, des troubles plus ou moins sensibles; il faut néanmoins reconnaître que ces perturbations psychiques sont beaucoup plus rares qu'on ne le croit communément.

L'idée fort accréditée qu'il ne faut pas contrarier les envies des femmes enceintes contribue pour beaucoup à les faire naître. Mauvaise excuse pour toutes celles qui profitent de cette croyance populaire pour remonter leur garde-robe, satisfaire leurs goûts luxueux et même commettre des vols ou des crimes.

Une idée enracinée en Orient, dit Zambaca, c'est que, si l'envie d'une femme grosse n'est pas satisfaite sur le, champ, une fausse couche s'ensuivra.

Aussi voit-on le mari frapper parfois à la porte du voisin pour demander d'un plat dont le parfum a alléché l'odorat de sa femme enceinte. Passe encore quand il ne s'agit que d'une gourmandise à satisfaire, mais rechercher, comme le dernier des Canaques, de la chair humaine, voilà qui sort des bornes. Ce fait a été observé plusieurs fois.

Boderie parle d'une femme qui voulait manger l'épaule d'un boulanger son voisin, et c'est sans doute de cette même personne que parlent Donatus et Laugius qui assurent, de la meilleure foi du monde, qu'une dame mit au monde trois enfants, dont un était mort parce qu'un boulanger après s'être laissé mordre par elle deux fois à l'épaule, s'y était refusé une troisième.

Goulard raconte que dans un village voisin d'Audernach, sur les bords du Rhin, une paysanne enceinte, fut éprise d'une telle passion pour son mari, qu'elle eut la fantaisie de le manger; elle le tua, en dévora une partie et sala le reste. C'est le comble de l'affection.

Le cas du savant Camerius, célèbre botaniste du XVIe siècle, quoique désagréable, fut moindre. Sa femme étant enceinte et revenant un jour du marché avec des œufs entre dans le cabinet de son mari en soupirant, celui-ci attendri lui demande quelle est sa peine : elle avoue en lui montrant les œufs qu'elle vient d'acheter, qu'elle est tourmentée du désir irrésistible de les lui casser l'un après l'autre sur la face. Camerius aimait sa femme, et craignant les suites d'un refus, il s'enveloppa le visage et la laissa faire.

De même on croit généralement que de vives émotions morales peuvent exercer sur le produit de la conception des modifications organiques plus ou moins importantes.

C'est ainsi que l'on explique la production des signes et des taches sur le corps du fœtus. Ces taches, dit Bonnet, sont comme les nues, on y trouve tout ce qu'on y cherche.

Ainsi le spina-bifida, qui siège le long de la colonne vertébrale et qui résulte d'un arrêt de développement de celle-ci est généralement attribué à une envie de tomate.

S'il est vrai qu'une perturbation morale vive a pu parfois déterminer chez le fœtus une anomalie particulière, il ne faut pas rapporter à la même cause tous les cas de monstruosités humaines, comme on tend trop à le faire dans le public.

Ce qui prouve que l'imagination de la mère n'est pour rien dans la production des difformités fœtales et dans celle des taches de la peau, c'est que, d'une part, on observe des anomalies analogues chez les plantes et chez les animaux, veaux à deux têtes, moutons à cinq pattes, becs de lièvre, et que d'autre part le nombre des enfants qui naissent avec des signes ou des vices de conformation est relativement très restreint par rapport à celui des femmes qui, pendant leur grossesse, ont eu des *peurs*, des *envies* ou des *regards*. En outre, il est des femmes qui donnent le jour à des monstres sans avoir éprouvé aucune impression fâcheuse, et d'autres, qui accouchent d'un enfant bien conformé après avoir été bouleversées par une forte émotion.

Enfin, si les désirs avaient une influence certaine sur le produit de la conception, les femmes pourraient, à leur gré, engendrer des garçons ou des filles et la laideur ainsi que la bêtise disparaîtraient de ce monde.

On a attribué la mémoire du cardinal du Perron à l'envie que sa mère avait eu d'une bibliothèquependant sa grossessse.

Sterne explique le caractère distrait de Tristram Shandy par cette circonstance que, lorsqu'il fut conçu, sa mère interrompit l'auteur de ses jours par cette exclamation : *Je crois, mon ami, que tu as oublié de remonter la pendule.*

...A Stockholm les chasseurs sont obligés d'envelopper la tête des lièvres qu'ils ont dans leur carnier, de peur d'impressionner les femmes enceintes et de donner un bec de lièvre à leur enfant.

Montaigne rapporte l'histoire d'une jeune fille qui fut présentée au roi de Bohême ; « elle était toute velue et hérissée que sa mère disoit avoir esté ainsi conçue à cause d'une image de Sainct Jean-Baptiste penduc à son lict. »

Les mutilations spontanées qu'on rencontre parfois sur les membres du fœtus à sa naissance, ont été interprétées en faveur des influences psychiques de la mère sur le produit de la conception.

On a voulu aussi donner à l'imagination le pouvoir de reproduire certaines images sur le corps des enfants. Une petite fille née à Valenciennes l'an III de la République, portait sur le sein gauche la figure du bonnet phrygien. Cette anomalie observe I. G. Saint-Hilaire n'a rien de remarquable en elle-même; mais ce qui l'est beaucoup, c'est que le gouvernement de l'époque crut devoir récompenser par une pension de 400 francs la mère assez heureuse pour avoir donné le jour à une enfant parée par la nature elle-même d'un emblème révolutionnaire !

On cite encore de nombreux faits d'altération du fœtus dans le sein maternel.

C'est une dévote qui porte six ans un fœtus devenu aussi blanc et aussi dur que le marbre, parce que, dit Hoffman, elle s'était oubliée trop souvent en de longues extases devant un séraphin de plâtre.

C'est une Italienne qui met au monde un enfant pétrifié parce que, étant grosse, elle avait un goût prononcé pour les substances calcaires qu'elle mangeait en toute occasion.

C'est une femme qui donne le jour à un enfant dont le côté gauche était ulcéré et saignant, parce que, enceinte de quatre mois, elle avait été vivement frappée de la plaie saignante d'un crucifix.

C'en est une autre qui accouche de deux jumelles dorées comme l'aurore, après avoir pris un julep au safran.

Une autre mère accouche d'un enfant plus noir qu'un corbeau, parce qu'elle avait été enveloppée dans l'explosion d'une poudrière, etc., etc.

Nous pourrions multiplier à l'infini les exemples de ce genre; mais, quel que soit leur nombre, nous devons les considérer comme autant de coïncidences curieuses, dont le véritable caractère a été méconnu. (Witkowski).

Pendant la grossesse, l'alimentation ne sera pas modifiée.

Les femmes volontiers constipées le sont davantage pendant la grossesse, d'où la nécessité de donner des laxatifs, de manière à éviter l'encombrement et les efforts violents de défécation.

On emploiera de préférence les laxatifs suivants : rhubarbe, magnésie, cascara sagrada, eaux de Rubinat, de Montmirail, Janos, etc.

On poura employer aussi les lavements à l'huile, à la glycérine ou au miel.

Les purgatifs légers n'ont aucun inconvénient pendant la grossesse, mais on évitera les purgatifs violents, car ils peuvent occasionner des contractions utérines et devenir ainsi une cause d'avortement.

Pour les femmes qui ont de la diarrhée, on administrera l'opium et le bismuth, ces deux médicaments étant parfaitement supportés par la femme enceinte.

Pour ne pas mettre obstacle au développement de la glande mammaire, les vêtements ne devront pas comprimer les seins.

Pendant la grossesse, surtout au moment correspondant à la menstruation, on devra s'interdire tout rapport sexuel si la femme a un utérus irritable et surtout si elle est prédisposée à l'avortement. Dans ce cas, il est même très sage de faire lit à part pour éviter toute excitation génésique.

Chez les Turcs, on s'abstient de toute relation conjugale avec les femmes dont la grossesse est reconnue, mais chez eux la polygamie explique cette sévérité.

Dans nos pays, à moins de menaces d'avortement ou d'hémorragies génitales, on peut laisser libre cours à la vie sexuelle des époux, tout en usant du coït avec la plus grande modération.

Pendant la grossesse on ne pourra user impunément de tous les médicaments, on se bornera en général à des doses légères. Il y a cependant quelques exceptions, pour le sulfate de quinine, par exemple, dans la malaria, et pour le mercure dans la syphilis parce que, dans ces cas spéciaux, il est indispensable pour atteindre le but que l'on se propose, d'obtenir une action énergique.

On évitera surtout l'emploi des vomitifs, des purgatifs énergiques et des

médicament abortifs, seigle ergoté, ca-
momille, absinthe, armoise, salicylate
de soude, rue, sabine, etc.

En général, il est prudent de remettre
après l'accouchement les opérations que
l'on devra pratiquer, pour ce motif que
certaines femmes peuvent subir une
grande opération et continuer paisible-
ment leur grossesse, tandis que d'autres
femmes avorteront à la suite de l'avul-
sion d'une dent.

Pendant la grossesse le corset sera
porté le plus lâche possible pour éviter
la compression de l'utérus et des seins.

Les femmes qui sont prédisposées aux
varices éviteront les jarretières pendant
toute la grossesse et fixeront leurs bas au
corset.

Les femmes à paroi abdominale relâ-
chée par des grossesses antérieures,
pourront utilement faire usage d'une
ceinture hypogastrique.

L'équitation, la danse, le théâtre, les
voyages en mer et en chemin de fer se-

ront évités autant que possible. Cela ne veut pas dire que la femme sera condamnée au repos exagéré, car ce repos est déplorable et affaiblit considérablement la femme enceinte qui devra au contraire sortir tous les jours et marcher autant que possible deux heures en plusieurs fois. Les promenades en voiture sont favorables pourvu que la voiture soit bien suspendue et que l'on évite les mauvaises routes.

Les soins de propreté sont plus utiles que jamais aux femmes pendant leur grossesse, car cette situation est favorable aux érythèmes, aux éruptions et aux excroissances. On évitera les injections pendant toute la grossesse, excepté dans les derniers quinze jours où il sera utile déjà de commencer les injections antiseptiques boriquées ou au bichlorure, à la dose de un gramme par quatre litres.

Si la grossesse est normale, on pourra prendre quelque bains froids de mer ou de rivière, mais en évitant bien les fatigues qui peuvent en résulter. Les bains chauds sont favorables pourvu que le maximum soit d'un quart d'heure, et que la température ne dépasse pas 30 à 35 degrés. Deux bains par mois sont suffisant, mais pendant le dernier mois on pourra en prendre un chaque semaine.

Notons en terminant que l'usage de l'eau froide à l'extérieur, bains simples ou douches le long de la colonne vertébrale fortifie l'économie tout entière et facilite l'accouchement qui exige un déploiement de forces considérables, tandis que les bains chauds relâchent les tissus et les symphyses du bassin, et, par conséquent, diminuent les forces d'expulsion qui seront si nécessaires au moment de l'accouchement.

TABLE DES MATIÈRES

CHAPITRE V

CHAPITRE VI

L'ÉDUCATION

RECUEIL D'INSTRUCTION POPULAIRE

Contenant dans chaque numéro des Cours d'*Anglais*, d'*Allemand*, de *Mathématiques* et de *Comptabilité*.

PAR

MM. FEUILLIÉ, professeur agrégé d'allemand au Lycée Janson de Sailly.

FOUGERON, professeur agrégé d'anglais au Collège Rollin.

BUISSON, professeur agrégé de mathématiques à l'Ecole J.-B. Say.

CLAPERON, professeur de comptabilité à l'Ecole des Hautes Etudes commerciales, à l'Ecole coloniale, à l'Ecole J.-B. Say, au Collège Chaptal.

Les Cours peuvent être séparés et former des volumes indépendants les uns des autres ; ces Cours finis seront suivis d'autres Cours.

---

50 CENTIMES LE NUMÉRO

Numéro spécimen : 10 Centimes

AVEC DÉTAILS POUR LA SOUSCRIPTION

La Ceinture de Chasteté

GRAND ROMAN

DE MŒURS CONTEMPORAINES

PAR

X*** X***

Cet ouvrage a été poursuivi en police correctionnelle en 1884.

10 CENTIMES LA LIVRAISON

50 CENTIMES LA SÉRIE

Un Volume de plus de 400 pages

PRIX : 6 FRANCS

Maisons-Laffitte. — Imprimerie J. Lucotte.

Bibliothèque d'Hygiène des deux Sexes
à 25 centimes le volume

La *Bibliothèque d'hygiène des deux sexes*
comprendra 5o volumes dont les titres suivent :

	Vol.		Vol.
La Génération	1	Hygiène des professions	2
L'Amour conjugal	2	Le Satyriasis	1
Hygiène des deux sexes	1	La Fécondation naturelle	1
L'Onanisme	1	La Fécondation artificielle	1
La Blennorrhagie	1	La Grossesse	1
Syphilis	1	Hygiène de la femme enceinte	1
Mariage	1	La Prostitution	4
L'Accouchement	3	Les attentats aux mœurs	1
L'Impuissance	1	La Syphilis dans le mariage	1
La Stérilité	2	La Syphilis chez les nouveau-nés	1
La Nymphomanie	1	La Virginité	1
Les Fraudes génésiques	1	La Défloration	1
Hygiène de la femme en couches	1	Instruments d'accouchement	1
Hygiène des nouveau-nés	1	Anatomie des organes génitaux	1
Maladies des femmes	1	L'Hérédité	1
Hygiène de la beauté	1	Les Tempéraments	1
La Pédérastie	1	Les Hystériques	2
Le Tribadisme	1	Hygiène de l'homme	2
L'Onanisme chez la femme	1		
Médecine des passions	1		
Hygiène de la puberté	1		
Hygiène des adultes	1		
Hygiène de l'âge critique	1		

Il paraît un volume par semaine : **25** centimes

Souscription à la Collection complète envoyée franco : **15** francs